Te $\frac{77}{199}$

# RELATION

D'UNE

# THORACENTÈSE

PRATIQUÉE AVEC SUCCÈS

SUR UN ENFANT DE DOUZE MOIS,

ACCOMPAGNÉE DE RÉFLEXIONS POUR SERVIR A L'HISTOIRE

DE LA

## THORACENTÈSE CHEZ LES ENFANTS A LA MAMELLE;

PAR

## Le Dr H. GUINIER,

Professeur-Agrégé et ancien Chef de Clinique médicale de la Faculté de Médecine de Montpellier;
Membre de l'Académie des Sciences et Lettres
et de la Société de Médecine et de Chirurgie pratiques de Montpellier,
des Sociétés impériales de Médecine de Bordeaux, Marseille, etc.

## MONTPELLIER,

Typographie de Pierre Grollier, rue du Bayle, 10.

## 1866.

OUVRAGES DE L'AUTEUR

**Chez Coulet, Libraire à Montpellier.**

—◇—

1º Météorologie médicale (Ébauche d'un plan de), ou réponse à cette question : *Du degré d'importance des études météorologiques pour la connaissance et le traitement des maladies.* — Grand in-8º de 168 pages. Montpellier, 1857.

2º Ville de Montpellier *( Conditions sanitaires de la )*. In-8º de 30 pages. — Montpellier, 1863.

3º Hygiène (Introduction à l'étude de l'), ou *Leçons sur la* Causalité médicale *dans ses rapports avec la science hygiénique* ( professées à la Faculté de médecine de Montpellier ). — 1864.

**En cours de publication :**

Pathologie et Clinique médicale. — Un fort volume grand in-8º compacte.

# RELATION

D'UNE

## THORACENTÈSE PRATIQUÉE AVEC SUCCÈS

SUR

## UN ENFANT DE DOUZE MOIS,

ACCOMPAGNÉE DE RÉFLEXIONS POUR SERVIR A L'HISTOIRE

DE LA

## THORACENTÈSE CHEZ LES ENFANTS A LA MAMELLE.

La thoracentèse, ou thoracocentèse, est une opération par laquelle on ouvre, à travers la paroi thoracique et sans laisser pénétrer d'air dans la poitrine, une issue au liquide contenu dans la cavité pleurale et constituant les maladies que l'on désigne par les noms d'*hydrothorax,* d'*épanchement pleurétique* et d'*empyème.*

La présence d'une quantité plus ou moins considérable de sérosité, de sang, de pus, ou d'un liquide fibro-albumineux parsemé de fausses membranes, dans la cavité pleurale, est la conséquence inévitable de toute irritation fluxionnaire de la plèvre. L'épanchement pleural n'est donc que le symptôme d'une maladie plus ou moins avancée; mais la gravité progressive des phénomènes morbides qu'il engendre et les indications particulières qu'il présente l'élèvent au rang et à l'importance d'une maladie. Cette affirmation, si elle est vraie pour l'adulte, s'appliquera surtout aux épanchements pleurétiques des enfants, et surtout des enfants les plus jeunes.

Tous les articles récents relatifs à l'histoire chirurgicale de la thoracentèse n'hésitent pas à lui attribuer une origine très-ancienne. Il y a là un malentendu.

Sans doute la lecture attentive des écrits hippocratiques et galéniques ne permet pas de douter que, dès cette époque, l'on n'osât ouvrir la poitrine; mais ni le procédé opératoire, ni l'indication tirée de la nature de la maladie, ne peuvent être assimilés aux notions contemporaines.

Si l'ouverture du thorax a été faite par Hippocrate et Galien pour des épanchements pleurétiques séreux, on peut douter qu'ils aient eu des succès encourageants, puisque cette opération tombe, après eux, dans

l'oubli le plus profond. Il faut arriver, en effet, à Fabrice d'Aquapendente pour en retrouver l'indication.

L'ouverture de la poitrine, cela ne saurait être sérieusement con-
testé, était exclusivement réservée aux collections purulentes, et l'on
se conduisait, vis-à-vis de ces abcès pleuraux, de la même façon et
selon les mêmes principes que pour les abcès sous-cutanés ordinaires.
Le siége du mal, la gravité d'une manœuvre chirurgicale pénétrant
ainsi dans la plus importante des grandes cavités splanchniques du
corps, peuvent seuls expliquer les craintes, les hésitations, les insuccès, les répugnances dont cette opération a été l'objet jusqu'à l'époque
de Laënnec. De là le nom d'*empyème* par lequel on la désignait, comme
il était donné à la maladie qui en nécessitait l'emploi. A mesure que le
procédé opératoire se perfectionnera, et alors seulement que les progrès du diagnostic local permettront de le mettre au service des
épanchements non purulents de la plèvre, l'empyème deviendra la
paracentèse du thorax, notre moderne thoracentèse.

Un coup d'œil jeté sur l'histoire de l'empyème servira de preuve à
l'opinion précédente.

L'ouverture de la poitrine, dans les cas d'empyème, comme dans les
cas d'hydrothorax, paraît avoir été faite dans les temps antérieurs à
l'ère hippocratique.

Pour quiconque parcourt avec attention les détails relatifs à cette
opération dans les écrits d'Hippocrate, il reste constant qu'avant lui
on devait l'avoir souvent pratiquée, pour que, dès cette époque, il fût
possible de la soumettre à des règles générales.

Ces règles indiquaient le procédé opératoire, tel à peu près qu'il
s'est conservé jusqu'à l'ère de Laënnec.

D'abord on se servit du cautère actuel pour ouvrir l'espace intercostal, plus tard on préféra l'instrument tranchant. L'étendue de la plaie
était marquée à l'avance, la peau était coupée avec un large bistouri;
puis, avec une lancette pointue, on pénétrait à travers les parties molles. Une partie du liquide s'écoulait par la plaie; celle-ci était fermée
au moyen d'une tente de lin cru, fixée à un fil, que l'on retirait deux
fois par jour pour donner issue à la matière purulente. Au bout de
deux jours, on laissait sortir tout ce qui pouvait en rester encore;
après quoi, au moyen d'une canule, on injectait du vin et de l'huile,
*afin que le poumon ne se desséchât pas trop vite.* La cicatrisation était
conduite de manière à ce qu'elle s'effectuât de dedans en dehors [1].

Les disciples de l'École hippocratique, dit Sprengel [2], paraissent

[1] HIPPOCRATE. *Aphor. Lib. VI, aph.* 27; *lib. VII, aph.* 44. — *Epidem. Lib. VI,*
*sect.* 7, *N°* 8. — *De morbis. Lib. I,* p. 448; *lib. II,* p. 476; *lib. III,* p. 496.

[2] SPRENGEL. *Histoire de la médecine,* t. IX, p. 4.

avoir tellement redouté l'évacuation complète de la sérosité *dans l'hy-dropisie de poitrine*, qu'ils aimaient mieux perforer une côte, parce qu'il était plus facile de boucher une ouverture faite à un os.

Galien perforait le sternum et injectait de l'eau miellée dans la plè-vre; il se servait du PYILCON, seringue garnie d'une longue canule courbe, pour aspirer le liquide resté dans la cavité pleurale [1]. Galien paraît être le premier qui ait ouvert la poitrine d'un enfant pour un empyème.

Celse, Rhazès, n'ajoutent rien à ce que l'on savait déjà; et, après être tombée en discrédit dans l'opinion des médecins grecs et romains, l'opération de l'empyème tomba de plus en plus dans l'oubli parmi les médecins du moyen âge, qui se bornèrent à répéter ce que les Grecs et les Arabes en avaient dit, et *réservèrent l'ouverture de la poitrine aux seules lésions chirurgicales* [2].

Au XVIᵉ siècle, grâce à l'impulsion nouvelle donnée à la chirurgie active, l'opération de l'empyème est remise en honneur pour les cas d'épanchements pleurétiques *purulents spontanés*.

Réald Columbus [3] revient à la perforation du sternum, complétement oubliée depuis Galien. Ambroise Paré signale le danger de blesser l'ar-tère intercostale [4].

Fabrice d'Aquapendente devient un des plus chauds partisans de l'ouverture de la poitrine. Généralisant l'opération de l'empyème, jus-qu'alors réservée aux collections purulentes de la plèvre, et surtout à celles de cause traumatique, il la recommande comme le seul moyen que l'on possède dans plusieurs maladies, et en particulier dans l'*hy-dropisie de poitrine* et toute sécrétion purulente ou *muqueuse* de la plèvre [5]. Il précise exactement le lieu d'élection de l'incision, et il expose avec détail le manuel opératoire, en tenant compte des travaux antérieurs et en s'inspirant surtout des principes de l'École hippocra-tique.

Dès 1624, Jérôme Goulu arrive jusqu'à prétendre que la paracentèse du thorax réussit plus souvent dans l'hydropisie de poitrine que celle du ventre dans l'ascite. *Ergo in thoracis quam in abdominis hydrope paracentesis tutior* [6].

Vingt-cinq ans après (1649), Zacutus Lusitanus assurait que la para-

[1] GALIEN. *Meth. med.*, *lib. V. (Opp., P. IV, p. 88.)*

[2] CELSE. *De re medicâ*, *lib. IV, cap. 8, p. 197; lib. VIII, cap. 9, § I, p. 481.* — RHAZÈS. *Continens*, *lib. IV, cap. 3, fol. 92, b. col. 2; cap. 2, fol. 82, a. col. 2, b. col. 1; cap. 3, fol. 87, b. col. 2.*

[3] R. COLUMBUS. *De re anatomicâ*, *lib. XV.*

[4] Amb. PARÉ. *Lib. III, cap. 7; lib. VII, cap. 10; lib. IX, cap. 31; lib. XIV, cap. 12.*

[5] *Delop. chir. P. 1, cap. 44.*

[6] GOULU et ADAM. Paris, 1824.

centèse de la plèvre était tout aussi bien indiquée dans l'hydropisie de poitrine que dans l'empyème, lorsque l'on ne pouvait pas parvenir à évacuer la sérosité d'une autre manière [1]

Paul Barbette regarde l'opération comme indispensable dans l'empyème et l'hydrothorax, et soutient même, comme Goulu, qu'elle est moins dangereuse que la ponction dans l'ascite [2].

Jusque-là il n'est question que du procédé hippocratique ou galénique : la cautérisation et surtout l'incision.

En 1604, Denys-Vincent Drouin, s'inspirant peut-être d'une idée d'Ambroise Paré, se sert avec succès d'un trocart, qu'il plonge entre la 3e et la 4e côte pour évacuer un empyème [3].

Antoine Nuck déclare qu'il ne voit pas pourquoi on ne se servirait pas d'une aiguille mince aussi bien dans l'hydropisie de la poitrine que dans celle du bas-ventre [4].

Déjà Nicolas Tulp, Bontius et Thomas Bartholin s'étaient préoccupés de l'introduction de l'air dans la plèvre.

Scultet, imitant le procédé de Jean-André de la Croix pour aspirer l'épanchement de sang des plaies pénétrantes de poitrine, se sert de seringues à canon droit ou courbe pour absorber les liquides épanchés ou pour faire des injections dans la plèvre.

Dominique Anel conseille la succion des fluides épanchés dans la plèvre.

Henri Bass, le premier, opère par la méthode sous-cutanée pour s'opposer à l'entrée de l'air.

R.-H. Linguet, s'occupant des abcès du médiastin, cherche à remettre en honneur la perforation du sternum selon la méthode de Galien [5].

L'idée de l'emploi du trocart, déjà émise par Drouin (1694) et par Nuck, est reprise par Lurde en 1766. Mais on lui objecte encore la possibilité de la lésion du poumon. Chopart et Desault se rangent parmi ses adversaires et préfèrent l'incision.

---

[1] *De med. princip. hist.*, lib. II, quæst. 58.

[2] *Chirurgia*, lib. III, cap. 2.

[3] *Journal des savants*, 1694, p. 607.

[4] *Obs. et exp. chir.* Exp. 31, p. 106.

[5] LINGUET et LIGER. *Ergo in abcessu mediastini celebranda sterni trepanatio.* Paris, 1712.

Au commencement du XVIIIe siècle, la Faculté de Halle approuve la paracentèse du thorax ( V. Fr. Hoffmann, *Medicina consultatoria*, Halæ, 1721 ; — De La Motte, *Traité complet de chirurgie*, t. I, chap. V, obs. 42 ; — Zarini, *De cur. per sang. miss.*, Lucc., 1722. )

Hutter (1718), Wiedemann (1734) confirment par leurs succès dans l'hydrothorax comme dans l'empyème ceux qn'avaient déjà obtenus, près d'un siècle auparavant, Marchettis, Nic. Robin (1663), Birch (1755) (V. *Compendium*, art. *hydrothorax*, p. 27).

Enfin, Audouard, en 1808, proteste contre la théorie hippocratique, encore universellement admise relativement à l'évacuation successive du liquide épanché. Il démontre l'innocuité de l'évacuation complète et instantanée de la matière de l'épanchement.

Malgré tant d'efforts, la paracentèse du thorax n'a pas acquis grande faveur. Nous sommes en 1818.

Pinel, à l'exemple de Sydenham [1], ne mentionne pas même l'opération au sujet des épanchements pleurétiques. Dans l'hydrothorax, il croit difficile d'indiquer rigoureusement les cas dans lesquels on peut recourir à cette opération; elle ne saurait d'ailleurs s'exécuter sans danger que lorsque l'hydrothorax est une maladie locale, ce qui n'a que très-rarement lieu et ce qu'il n'est pas toujours facile de bien reconnaître [2]. Corvisart ne mentionne l'opération que pour la proscrire, il croit qu'elle accélère presque toujours la mort ( *Essai sur les mal. du cœur*, p. 39 ); Rullier, dans le *Dictionnaire des sciences médicales* (art. *empyème*), ne l'adopte que comme un moyen douteux; Broussais, dans ses *Phlegmasies chroniques*, qualifie de chimérique toute espérance d'obtenir la guérison par l'ouverture du thorax.

La cause de ces incertitudes est tout entière dans l'insuffisance des indications, résultat de l'insuffisance des notions diagnostiques.

Les signes de l'épanchement ne consistaient guère qu'en ceux-ci : le décubitus sur le côté affecté, l'augmentation de volume du côté malade, l'œdème de la partie, la dyspnée, l'infiltration des extrémités; enfin, la fluctuation révélée par la succussion hippocratique; symptômes plus ou moins trompeurs, et dont plusieurs sont d'une gravité telle, qu'ils laissent bien peu de chance à l'opération.

Aussi jusque-là n'avait-on guère affaire qu'à des collections purulentes, et le nom d'*empyème* restait légitimé par la nature du liquide évacué.

Il n'en sera plus de même à partir de Laënnec. A des symptômes confus et inextricables, dit M. Trousseau *(Clinique de l'Hôtel-Dieu)*, l'auscultation substitue des éléments simples et positifs de diagnostic.

Et cependant Laënnec lui-même, par son indécision, contribue à faire contester l'efficacité de la thoracentèse. Mais à l'étranger, comme en France, les nouveaux moyens de diagnostic donnent une impulsion nouvelle à cette importante opération.

Becker à Berlin ( 1834 ), Thomas Dawies à Londres (1835), Schuh à Vienne (1839), ne craignent pas d'affronter d'énergiques oppositions et contribuent puissamment, par des succès nombreux, à vulgariser la ponction du thorax.

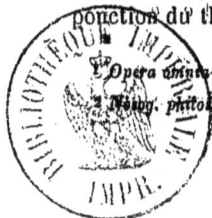

[1] *Opera omnia*, t. I, de pleuritide.
[2] *Méms. philos.*, t. III, p. 505.

En France, un singulier spectacle s'offre à nos regards :

Dans la discussion de l'Académie de Médecine (1836), MM. Rochoux, Louis Barthélemy, sont opposés à la thoracentèse. M. Chomel (*Dict. de méd.*, art. *pleurésie*) la considère comme une opération dangereuse et ne la conseille que comme un fatal pis-aller.

D'un autre côté, Chopart, Desault, Richter, Boyer, Larrey, Delpech, Sanson, Lisfranc, Blandin se prononcent en faveur de l'empyème. Heister, Dupuytren et Roux sont peut-être les seuls chirurgiens qui ne partagent pas cette manière de voir.

MM. Velpeau et Cruveilher, surtout, appellent vivement l'attention sur cette opération.

Ne semble-t-il pas, comme le fait judicieusement observer Morand, que deux camps sont en présence? D'un côté, les médecins; de l'autre, les chirurgiens. A mesure qu'une séparation bien tranchée s'était établie entre la médecine et la chirurgie, la pleurésie était restée dans le domaine de la première, et la thoracentèse était tombée en désuétude, non parce qu'elle ne réussissait pas, mais tout simplement parce qu'on ne la pratiquait pas. Quelques tentatives de réaction s'étaient pourtant manifestées : Jérôme Goulu (1624), Majault (1774), De Haen avaient commencé ces tentatives. Dès les premières années du XIXᵉ siècle, le mémoire d'Audouard suscite de nouvelles recherches. Dans un excellent travail sur l'hydrothorax, Seneaux (juin 1822) se montre, à Montpellier, très-partisan de la paracentèse du thorax.

Plusieurs thèses intéressantes sont écrites sur ce sujet. A Montpellier, M. Michel Lévy, l'éminent directeur actuel du Val-de-Grâce, publie comme dissertation inaugurale (1834), une étude de l'empyème faite d'après six observations recueillies par lui dans le service du docteur Faure, à l'Hôtel-Dieu Saint-Éloi.

L'année suivante (1835), M. Faure présente, à l'Académie de Médecine, son mémoire, et, loin de considérer comme des motifs de crainte ou d'hésitation les cas de mort qu'il raconte, il y trouve, au contraire, le motif très-logique de faire l'opération dans de meilleures conditions et de ne pas attendre si tard. Nous avons rappelé tout à l'heure la discussion que le rapport de M. Bouillaud, sur ce mémoire de M. Faure, provoqua dans le sein de l'Académie; l'introduction de l'air dans la plèvre, les dangers de cette introduction y occupent une large place. C'est dans ces circonstances que parut le mémoire de Reybart, qui faisait connaître un instrument au moyen duquel la pénétration de l'air devenait impossible.

Il faut arriver en 1843 pour voir la thoracentèse prendre définitivement sa place dans la thérapeutique des épanchements pleurétiques.

Dès 1843, M. Trousseau fait connaître quelques succès obtenus dans les épanchements pleurétiques. Dès lors, la thoracentèse se discute sérieusement, les faits s'accumulent, de nombreux et importants mémoires sont publiés ; dès lors, surtout, l'opération se vulgarise, elle tombe, comme l'observe fort bien M. Lacaze-Duthiers, dans le domaine de la médecine, comme la paracentèse abdominale ; la précision du diagnostic permet de ne pas attendre la formation du pus dans les collections pleurétiques, les cas d'empyème vrai diminuent, et l'empyème hippocratique devient la paracentèse du thorax, ou plus simplement la thoracentèse.

En résumé, comme nous le disions en commençant, l'opération de l'empyème a été le point de départ de la thoracentèse ; mais, malgré les nombreux perfectionnements du manuel opératoire, perfectionnements qui laissaient peu à faire aux chirurgiens du XIXᵉ siècle, il a fallu vingt-trois siècles pour que le diagnostic vînt permettre, par sa précision, de pratiquer l'opération dans les conditions d'innocuité de la paracentèse abdominale ; il a fallu vingt-trois siècles pour faire de l'empyème, dont les suites étaient assez habituellement funestes pour le faire proscrire par les plus grands chirurgiens, une opération aussi inoffensive en elle-même que la simple saignée du bras [1].

A Montpellier, la grande découverte de Laënnec reçut l'accueil qu'y trouvent toujours les applications utiles. Armés de ce puissant moyen de diagnostic, nos praticiens ne tardèrent pas à opérer la thoracentèse.

Cependant, à Montpellier comme à Paris, l'opération est restée quelque temps dans la pratique exclusivement chirurgicale, avant de passer dans la thérapeutique médicale. A peine quelques rares tentatives sans retentissement manifestaient de loin en loin quelque tendance des médecins pour cette manœuvre opératoire.

Il faut arriver à l'époque contemporaine pour constater la vulgarisation de cette opération parmi nous, et encore les discidents sont plus nombreux que les véritables partisans.

C'est à M. le professeur Dupré que revient l'honneur d'avoir mieux fait connaître à Montpellier les avantages et l'innocuité de la thoracentèse chez l'adulte. Comme M. Trousseau à Paris, M. Dupré est le premier médecin qui ait enseigné la thoracentèse à Montpellier.

A notre tour, nous croyons être le premier qui ayons pratiqué et enseigné la thoracentèse chez les enfants.

Un fait intéressant que nous allons faire connaître a été le point de départ de nos recherches sur cet objet, recherches dont la nouveauté nous paraît mériter ici une place spéciale.

---

[1] Indications analogues dans la saignée du bras et la thoracentèse ; l'une et l'autre n'ont pas d'indication absolue ; elles se tirent d'un ensemble de circonstances que chaque cas individuel permet seul d'apprécier.

Il en résulte, en effet, que dans l'état actuel de la science, les faits de thoracentèse chez les enfants à la mamelle peuvent être considérés comme des exceptions. Nous n'avons trouvé, dans les annales de la médecine, aucune observation analogue à la nôtre. Il n'a été publié aucun cas de thoracentèse suivi de succès chez un enfant au-dessous de l'âge de 3 ans. L'observation d'empyème chez un enfant de 4 ans et demi, publiée par M. Marotte (septembre 1852), celle que M. Archambault a insérée dans sa thèse inaugurale, et celle que M. H. Roger a communiquée (1864) à la Société médicale des hôpitaux, nous paraissent être les seules susceptibles de quelque rapprochement avec celle qu'on va lire.

Du reste, même chez les enfants au-dessous de 14 ans, la thoracentèse est relativement rare.

Le premier cas connu d'empyème opéré sur un enfant est celui dont parle Galien (*Meth. med.*, lib. v, opp., p. iv, pag. 88). Un enfant était atteint d'empyème à la suite d'un coup sur la poitrine; un médecin pratiqua une ouverture, donna issue au pus et laissa la plaie se cicatriser; mais l'inflammation reparut, amena un nouvel abcès et nécessita une seconde incision qu'on ne put plus guérir. Galien, appelé auprès du malade, trouva le sternum carié et enleva heureusement, avec le trépan, toute la portion cariée de cet os; le cœur était à nu, parce que la suppuration avait détruit une portion du péricarde; cependant l'enfant guérit et recouvra la santé.

Il ne s'agit ici, comme on le voit, que d'un empyème de cause traumatique. Dans des cas analogues, il est probable que Galien dut être imité, mais seulement par les rares partisans de l'opération de l'empyème. Depuis Galien, la seule mention que nous en ayons pu trouver se rapporte à 1712. R.-H. Linguet a certainement pratiqué cette opération sur des enfants, puisqu'il remarque que, *chez eux, où les os sont mous et cartilagineux, on peut, au lieu de trépan, se servir d'un trois-quarts boutonné.*

Il faut arriver à 1835 pour rencontrer quelque chose de plus précis, et le véritable promoteur de la thoracentèse chez les enfants nous paraît être le médecin anglais Thomas Dawies. Il recommande chaudement la thoracentèse dans l'hydrothorax, dans l'empyème, et démontre qu'elle compte surtout des succès chez les enfants.

Fréteau (1812), Delpech (1825), Heyfelder (1834), n'hésitent pas à opérer de jeunes sujets. Ce n'est pourtant qu'à partir des nombreux succès de M. le professeur Trousseau, que les annales de la science enregistrent quelques observations, parmi lesquelles il n'en est aucune relative à un enfant à la mamelle. A défaut d'autre mérite, celle dont nous allons actuellement exposer les détails aura au moins celui d'être la seule qui ait encore été publiée.

Obs. XLV. — *Enfant de douze mois.* — *Épanchement pleurétique gauche séro-purulent.* — *Thoracentèse au quatorzième jour.* — *Analyse chimique du liquide.* — *Abcès sous-cutané consécutif, ouverture à lancette.* — *Introduction d'une mèche volumineuse jusque dans la cavité pleurale.* — *Guérison rapide sans accidents.*

*Mars* 1863. — Henri J.... est le troisième enfant de parents qui ont vu leurs deux aînés succomber, vers l'âge de neuf mois, à une maladie intestinale.

Il est âgé de onze mois et nourri au sein maternel (la mère a 30 ans, elle elle est très-lymphatique et très-nerveuse). C'est ce qu'on appelle un bel enfant, mobile, intelligent, impressionnable. Il paraît d'une bonne constitution; il a six dents incisives, et l'évolution dentaire est en pleine activité; il a été bien vacciné.

*4 mars* 1863. — Appelé pour la première fois dans sa famille le 4 mars 1863, nous le trouvons avec la fièvre; trois à quatre selles diarrhéiques dans la journée.

Calomel 0,01, de deux en deux heures, dans une cuillerée à café de sirop de coings; lait d'ânesse; sein maternel; cataplasme abdominal; un quart lavement émollient.

6. — Diarrhée suspendue, selles molles. La fièvre persiste; légère exacerbation dans la soirée. L'enfant passe ses journées au rez-de-chaussée sur des dalles, dans un bureau de tabac fort humide, exposé au nord.

Calomel suspendu; *ut supra.*

7. — Exacerbation prononcée, simulant un accès, à l'heure de l'exacerbation d'hier.

Application de 4 grammes sulfate de quinine (aisselles, creux du jarret), dans le courant de la nuit; *ut supra.*

8. — Accès fébrile très-intense vers onze heures du matin : pâleur et froid pendant plus d'*une heure;* chaleur vive de la peau, rougeur écarlate de la face pendant près de *trois heures;* sueurs très-abondantes pendant plus de *deux heures.*

L'examen de la poitrine, fait à chaque visite, dans la crainte d'un *raptus* inattendu chez un enfant vif, ne constate rien de particulier.

8 grammes sulfate de quinine en applications; *ut supra.*

9. — Accès à peine marqué vers onze heures du matin. Diminution considérable du froid et de la chaleur. Au lieu de la sueur excessive d'hier, il n'y a plus qu'une douce moiteur.

Râle crépitant dans la fosse sous-épineuse gauche. Légère diminution du son en ce point; l'enfant tousse à peine.

6 gram. sulfate de quinine en applications; vésicatoire au bras; *ut supra.*

10. — Pas d'accès. La fièvre est tombée; toux quinteuse peu fatigante; rougeurs erratiques sur les joues.

Diminution du son et souffle tubaire en un point limité, de la grandeur d'une pièce de 5 francs, dans la fosse sous-épineuse gauche.

Sulfate de quinine suspendu; *ut supra.*

11 *mars.* — Toux humide et grasse, plus rare. Absence du souffle tubaire, râle crépitant de retour.

Vésicatoire volant (fosse sous-épineuse gauche); sirop béchique; *ut supra.*

12. — Amélioration très-prononcée. L'enfant s'amuse et veut manger; selles régulières, râle muqueux, sonorité normale.

13. — Le mieux se confirme; il est tel que nous éloignons nos visites, et que l'on croit pouvoir sortir l'enfant, sans nous en rien dire.

15. — Deux jours après, nous trouvons notre petit malade fatigué. On nous dit qu'il a bien pu prendre froid la veille, étant resté dans la rue, avec sa bonne, jusqu'à six heures du soir. Peau chaude, fébrile; visage fatigué. La mère remarque que son nourrisson a de la difficulté à téter le sein gauche. *Le décubitus sur le côté droit l'essouffle et gêne la déglutition.*

Sonorité notablement diminuée au-dessous de l'angle inférieur de l'omoplate gauche; bruits respiratoires obscurs et comme voilés; pas de râles. Il y a évidemment un commencement de collection liquide dans la plèvre gauche.

Vésicatoire volant au niveau de la matité; sirop de digitale.

25 *mars, dixième jour de l'épanchement pleural.* — Du 15 au 25, la matité augmente en intensité et en étendue. La toux et la dypsnée restent peu fatigantes, mais la succion du sein gauche, qui nécessite le décubitus droit, est assez pénible pour que l'enfant refuse de téter de ce côté. Le petit malade n'a d'ailleurs pas dépéri; il est resté pâle, mais gai, s'amusant et prenant volontiers les aliments liquides qu'on lui a présentés. Les fonctions digestives se faisaient bien; une à deux selles molles dans les vingt-quatre heures; urines normales et copieuses sans albumine; la chaleur de la peau a été douce et naturelle; le pouls, un peu vif, n'a pas dépassé 100 pulsations par minute.

Trois vésicatoires volants appliqués successivement sur la région insonore ont été, chacun, suivis d'une amélioration relative, mais momentanée; elle a été signalée par un mieux-être général, une respiration plus libre, une toux moins fatigante, un sommeil plus paisible; mais tout cela n'a jamais dépassé vingt-quatre-heures, et les symptômes sont allés toujours en s'aggravant.

25. — Nous trouvons l'enfant un peu accablé; il a refusé les aliments et ne veut que le sein de sa mère; la physionomie est altérée, les yeux se cavent, le regard se ternit, la pâleur de la face devient terreuse; la dyspnée est augmentée; le pouls se précipite et devient dépressible, 48 inspirations, 128 pulsations par minute.

Matité de bas en haut jusque dans la fosse sous-épineuse, en arrière à gauche; elle existe au même niveau, sur les parties latérales et en avant, du même côté. Le côté gauche est manifestement distendu; les mouvements des côtes sont notablement moins prononcés qu'à droite; les intervalles costaux sont élargis; il y a distension générale de tout le côté gauche; la vibration produite par les cris est diminuée, surtout si on la compare à celle du côté droit. La succussion ne fournit aucun renseignement ; il n'y a pas de déplacement d'organes ; les bruits respiratoires ne s'entendent pas dans toute l'étendue de la matité.

L'ensemble des signes généraux nous fait craindre la production du pus dans l'épanchement pleural, et quoique celui-ci ne soit pas des plus considérables, nous pensons sérieusement à pratiquer la thoracentèse.

Nous hésitons cependant à cause de l'âge de l'enfant ( douze mois à peine ), du peu d'ancienneté de l'épanchement (dix jours), du caractère exceptionnel d'une pareille opération, qui n'a pas encore été faite, à notre connaissance, dans de pareilles conditions, et de l'impossibilité où nous sommes de nous procurer des instruments appropriés à d'aussi jeunes organes.

Nous essayons donc un dernier et large vésicatoire volant ( Leperdriel, 0m,1 carré), enveloppant toute la base postérieure et latérale gauche du thorax. Nous continuons les préparations de digitale à l'intérieur.

27 *mars*. — L'état s'aggrave beaucoup ; l'application du large vésicatoire, malgré la puissante dérivation produite et la quantité de sérosité fournie par l'ampoule épidermique, n'a été suivie, comme celle des vésicatoires précédents, que d'une amélioration relative, principalement de la dyspnée ; mais cette amélioration n'a duré que sept à huit heures.

Une sueur froide et visqueuse couvre, à certains moments, toute la surface cutanée ; il n'y a pas d'œdème aux extrémités inférieures ; le visage est terreux ; la dyspnée s'est accrue ; impossibilité du décubitus droit, mais l'enfant, tout en préférant rester assis sur les genoux de sa mère accroupi sur le côté gauche, peut séjourner dans son berceau couché sur ce même côté ; 56 inspirations, 134 pulsations par minute ; insomnie ou réveil en sursaut.

La voussure du côté gauche est très-prononcée, les côtes y sont immobiles ; le périmètre de la poitrine, pris au niveau du mamelon, donne 0m,015 de plus à gauche qu'à droite.

La matité est absolue depuis la clavicule en avant et la fosse sus-épineuse en arrière jusqu'à la base du thorax.

La rate, refoulée en bas, fait saillie de 0m,02 au-dessous du rebord costal ; la pointe du cœur déplacé est à droite du sternum.

Les bruits respiratoires ne s'entendent en aucun point du côté gauche ; un souffle tubaire diffus se perçoit seulement dans la fosse sous-claviculaire et sus-épineuse. Pas de râles ; respiration fortement supplémentaire à droite.

Nous déclarons à la famille que nous sommes décidé à utiliser la seule ressource qui nous reste, la ponction de la poitrine. Elle est immédiatement acceptée ; mais nous exigeons une consultation préalable, désirant partager la responsabilité d'un acte plutôt insolite que grave, et avoir aussi un témoin de ce fait exceptionnel.

Sur notre demande, M. le professeur Combal est appelé, et il constate l'état de l'enfant : le diagnostic n'est point douteux. Il est neuf heures du soir ; nous n'avons pas sous la main les instruments nécessaires ; la situation, quoique grave, n'est pas immédiatement alarmante. L'opération résolue est renvoyée au lendemain matin.

*28 mars, anniversaire de la naissance de l'enfant.* — Henri J.... n'a pas dormi la nuit; les signes d'hier sont à leur *summum* d'intensité. M. le professeur Combal n'ayant pu se rendre, nous faisons l'opération de la thoracentèse avec l'aide de M. Cairel, chef de clinique chirurgicale de la Faculté, et avec l'assistance du père et de deux parentes de l'enfant.

L'âge du sujet nous mettait en présence d'une indocilité spéciale, et nous ne voulions pas employer le chloroforme.

POSITION DU SUJET. — Henri J.... est placé sur les genoux d'une femme assise sur une chaise, la tête sur l'épaule droite et la face antérieure du tronc en écharpe sur la poitrine de cette femme. La main droite de ce premier aide, entourant l'aisselle gauche de l'enfant, fixait cette partie du tronc, tandis que le bras et la main gauches du même aide, entourant les cuisses et le siége du petit malade, maintenaient la partie inférieure de son corps.

Le père, placé debout derrière la chaise du premier aide et faisant face au visage de l'enfant, retenait les mains et les bras de ce dernier, embrassant eux-mêmes le cou du premier aide.

Dans cette position, le baby, parfaitement fixé dans toute la longueur de son corps, nous était présenté de façon à ce que le lieu d'élection de la ponction fût fortement en saillie et dans un plan relativement déclive.

Faute d'un autre instrument, nous nous voyons dans la nécessité de nous servir du trocart plat, armé de la canule à robinet de M. J. Guérin, destiné à l'adulte. Il était évidemment d'un trop grand calibre pour un enfant de douze mois. Aussi, pour donner plus de certitude à l'action du robinet, nous entourâmes préalablement, comme à l'ordinaire, le pavillon de la canule de plusieurs doubles de peau de baudruche mouillée.

Nous faisons une ponction sous-cutanée dans l'intervalle situé entre la troisième et la quatrième fausse-côte, en comptant de bas en haut, et au point de réunion des deux tiers antérieurs avec le tiers postérieur de l'espace compris entre le milieu du sternum et les apophyses épineuses des vertèbres, en ayant soin de raser obliquement de bas en haut et de dehors en dedans le rebord supérieur de la troisième fausse-côte.

La distension des espaces intercostaux nous permet de compter facilement les côtes.

La formation du repli cutané, pour relever la peau vers l'aisselle, est plus difficile. Outre le glissement de la peau, dénudée de son épiderme et couverte d'une abondante sérosité par suite du vésicatoire de l'avant-veille, les énergiques efforts de l'enfant pour se soustraire à la douleur produite par ce préliminaire de l'opération, donne des difficultés très-grandes à M. Cairel, chargé de maintenir ce repli cutané.

Tandis qu'à l'aide de l'index de la main gauche nous indiquions, dans l'intervalle intercostal, le point précis de la ponction, nous saisissons le trocart de la main droite, comme un couteau à découper; l'index fixé à 3 ou 4cm de la pointe, afin d'en calculer exactement la pénétration, et appuyant cette pointe sur l'extrémité de notre index gauche, nous pénétrons d'un seul coup sec dans la cavité pleurale. Cette ponction, entièrement analogue à celle de l'ascite ou de l'hydrocèle, a lieu sans qu'il s'écoule une seule goutte de sang.

Le trocart retiré, un flot de matière blanc-verdâtre séro-purulente, très-liquide, inodore, jaillit par la canule et est recueilli dans un vase.

Dès les premiers jets, la respiration devient et plus longue et plus profonde, ce que traduisent à la fois les cris de l'enfant et les mouvements respiratoires du thorax. Une toux saccadée, quinteuse, sèche, très-incommode pour l'enfant, qu'elle fait pleurer, parce qu'il s'efforce en vain de la retenir, la toux particulière au déplissement du poumon, se produit aussitôt et se prolonge pendant toute la durée de l'opération et du pansement (quatorze minutes). Chaque secousse de toux, chaque cri de l'enfant augmente fortement le volume du jet.

Après quelques minutes, *nous sentons distinctement le choc d'un corps dur, qui vient à chaque secousse un peu forte de toux, heurter l'extrémité interne de l'instrument.* Le jet devient intermittent, puis s'arrête tout à coup. En vain nous retirons un peu la canule, en vain nous lui faisons exécuter divers mouvements de manière à déplacer son extrémité interne ( ce que nous effectuons d'ailleurs sans obstacles), le liquide cesse de couler.

A ce moment nous en avions déjà obtenu 175 grammes.

Il fallut bien retirer la canule, tout en restant persuadé que nous laissions encore une grande quantité de matière dans la cavité pleurale ; mais la difficulté de bien maintenir l'enfant et de maîtriser les mouvements brusques auxquels il se livrait incessamment avec la plus grande énergie nous empêcha d'essayer, par une inclinaison différente et plus convenable de son corps, de retirer une plus grande quantité du liquide.

La canule fut retirée très-lentement, de manière à ce qu'elle sortît de l'espace intercostal *restant encore fortement embrassée et fixée par la peau* très-élastique et rétractile. Le défaut de parallélisme entre la plaie cutanée et l'ouverture intercostale s'établit aussitôt ; *après quoi nous achevâmes* d'extraire la canule de la plaie cutanée.

Immédiatement, et malgré un défaut de parallélisme de 0,025mm environ, il s'écoula un flot abondant du même liquide ; ce flot continu devenait énorme sous l'influence de la toux et des cris. En un instant le sol en fut inondé ; nous eûmes à peine le temps de saisir une tasse et d'en recueillir 90 grammes.

La quantité du liquide qui ne put être recueilli fut évaluée, par toutes les personnes présentes, à beaucoup plus que la totalité de celui que nous possédions ; ce qui donnait au moins 500 grammes pour la masse totale.

Les dernières gouttes, en tout semblables aux premières pour la consistance, arrivèrent avec quelques stries de sang.

Ce liquide a été analysé une heure environ après l'opération ; nous donnerons plus loin les détails de cette analyse.

*Pansement.* — Morceau de diachylon fendu en croix de Malte sur l'ouverture cutanée, épais gâteau de charpie formant pelote sur le trajet de la plaie sous-cutanée, bandage de corps modérément serré.

Après l'opération, le cœur était notablement rapproché de sa position normale, la rate ne se sentait plus au niveau du rebord costal.

La sonorité restait fortement amoindrie dans les deux tiers inférieurs gauches; dans le tiers supérieur, la matité constatée avant l'opération a fait place à un son clair, mais relativement moins clair que du côté droit.

Bruits respiratoires soufflants et rudes, en avant depuis la clavicule jusqu'au mamelon, en arrière au-dessus de la fosse sus-épineuse; ils sont nuls à la base.

*Soir.* — Journée très-calme. La toux fatigante du moment de l'opération a promptement cessé, et il n'y a plus que de rares secousses peu quinteuses. L'enfant est méconnaissable, relativement à ce qu'il était le matin et dans la nuit. *C'est une résurrection!* dit le père. L'enfant a dormi pendant une heure et demie, avec des sueurs profuses et abondantes. La dyspnée, si extrême le matin, est à peu près disparue; l'enfant a tété le sein gauche. — Voussure en œuf de poule sur le trajet de la plaie sous-cutanée. Il s'est écoulé environ trois cuillerées à soupe du liquide déjà décrit, inodore, qui souille les pièces du pansement. — Pansement *ut supra.*

*29 mars, premier jour après l'opération.* — Sommeil de plusieurs heures de suite; selles bien liées; l'enfant s'est amusé et il a souri à sa mère; le visage est bon et reprend à vue d'œil.

Sirop de quinquina, préparation de digitale; lait d'ânesse; bouillon coupé; sein maternel; pansement matin et soir, comme après l'opération. Une gouttelette de pus bien lié, inodore, indique la plaie cutanée; la toux où les cris ne donnent issue à aucun liquide.

*30, deuxième jour.* — Pansement matin et soir; la plaie cutanée est réunie par première intention; le gonflement en œuf de poule est à peu près disparu; le côté reste douloureux à la pression.

*31, troisième jour.* — Même pansement, inutile puisqu'il n'y a aucun suintement.

La matité se limite dans le tiers inférieur.

La respiration reste rude au sommet.

*1er avril, quatrième jour.* — L'enfant va assez bien pour que, sans nous consulter, on le fasse sortir pendant environ une heure.

*4, septième jour.* — Le temps est beau, l'enfant sort tous les jours.

*10, treizième jour.* — L'enfant se plaint de son côté gauche lorsqu'on le soulève de ce côté. Il en supporte difficilement la percussion et l'auscultation.

Les bruits respiratoires rudes et un peu éloignés sont perçus à l'angle inférieur de l'omoplate; la sonorité est moindre que les jours précédents, de la fosse sous-épineuse à la base.

*13 avril, seizième jour.* — Saillie occupant une surface de $0^m,07$ sur $0^m,04$ de diamètre, au niveau du trajet de la plaie sous-cutanée; fluctuation; sensibilité; rougeur; réductibilité par la pression.

Ouverture à la lancette, par une petite piqûre pratiquée à $0^m,01$ au-dessous du point présumé de l'ouverture intercostale opérée par la précédente ponction.

Issue de 87 gram. de pus liquide, bien lié, inodore, s'échappant en nappe à chaque cri de l'enfant. *Les dernières portions qui s'écoulent paraissent plus séreuses que les premières.*

Nous introduisons avec quelque difficulté (à cause du défaut de parallélisme), jusque dans la cavité pleurale, une mèche de charpie fortement enduite de cérat; elle est assez grosse pour tamponner exactement l'ouverture cutanée; un épais gâteau de charpie, un bandage de corps modérément serré, complètent le pansement.

L'enfant n'a pas toussé une fois pendant toute notre visite; soulagé par l'évacuation du pus, il s'est amusé aussitôt après le pansement.

14, *dix-septième jour.* — Agitation et plaintes pendant la nuit.

La mèche enlevée, il s'écoule 125 gram. de pus liquide, bien lié, inodore.

*Soir.* — L'enfant est bien, on l'aurait fait sortir si le temps l'eût permis; il pleut, on le promène dans l'appartement et on l'amuse.

Semoule au gras; huile de foie de morue; lait.

Nous donnons ici le résultat de l'analyse chimique des liquides précédemment signalés; cette analyse a été faite avec le plus grand soin par M. le docteur A. Moitessier, chef des travaux chimiques et notre collègue à la Faculté. Cette analyse a été déjà publiée par M. Moitessier dans le t. XI du journal *le Montpellier médical* (page 233).

Le liquide produit, le 28 mars, par la première ponction avec le trocart, et le liquide produit, le 13 et le 14 avril, par l'ouverture à la lancette, avaient été portés au laboratoire de la Faculté dans la matinée même de leur extraction. « L'analyse en a été faite immédiatement, avant qu'ils aient pu subir une altération appréciable. Nous désignerons par le N° 1 le produit qui s'est écoulé après la thoracentèse, par le N° 2 celui qui provient de l'abcès produit ultérieurement.

» Les deux liquides partagent les mêmes propriétés physiques; ils possèdent l'un et l'autre une apparence laiteuse qu'ils doivent à la présence d'un grand nombre de globules purulents, et probablement aussi à celle d'une certaine quantité de graisse que le microscope met facilement en évidence; ils ne contiennent d'ailleurs aucune autre substance solide importante en suspension, si ce n'est de rares globules sanguins et quelques cellules épithéliales. Abandonnés au repos pendant plusieurs jours, même après avoir été étendus d'eau, ils ne donnent pas lieu au dépôt de cette couenne fibrineuse indiquée par les auteurs allemands; un battage prolongé ne sépare pas non plus la moindre trace de fibrine. La filtration élimine toutes les substances que nous venons d'indiquer et laisse écouler un sérum parfaitement limpide, dont la densité, presque identique pour les deux liquides, est indiquée par les nombres suivants :

Densité du sérum.......... $\begin{cases} \text{N° 1} = 10170 \\ \text{N° 2} = 10165 \end{cases}$

Ce sérum présente une réaction très-légèrement alcaline; il se coagule par la chaleur en précipitant de l'albumine. Si l'on filtre le liquide bouillant

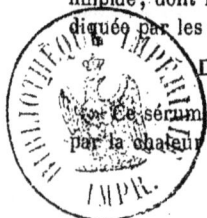

2

et qu'on y ajoute ensuite deux ou trois goultes d'acide acétique, on voit apparaître de nouveaux flocons d'albumine dont la quantité augmente par une nouvelle ébullition. Enfin, après avoir séparé par le filtre ce dernier coagulum, on peut encore précipiter, par l'addition d'une grande quantité d'alcool, des flocons albumineux qui constituent cette modification soluble dans l'eau bouillante que nous avons déjà retrouvée, dit M. Moitessier, dans plusieurs produits pathologiques. Ces trois variétés d'albumine ont été séparées et dosées isolément. Quant aux autres éléments organiques ou minéraux, nous avons appliqué à leur étude les méthodes qui ont déjà été décrites dans le cours de ce travail. Les nombres suivants indiquent la composition des deux liquides, rapportée à mille parties :

|  | Sérum du liquide N° 1. | Sérum du liquide N° 2. |
|---|---|---|
| Matériaux organiques...... | 92,7 | 105,0 |
| Matières minérales........ | 9,3 | 9,7 |
| Résidu solide............ | 102,0 | 114,7 |
| Albumine normale........ | 41,7 | 52,9 |
| Albumine précipitée par l'acide acétique.......... | 19,4 | 22,1 |
| Albumine soluble........ | 14,5 | 12,9 |
| Matières grasses.......... | 0,9 | 0,6 |
| Urée.................... | traces. | traces. |
| Matières extractives...... | 16,2 | 16,5 |
| Sels minéraux............ | 9,3 | 9,7 |
| Eau.................... | 898,0 | 885,3 |
|  | 1000,0 | 3800,0 |

» Le tableau qui précède exprime la constitution du sérum séparé par le filtre des matériaux solides qu'il tenait primitivement en suspension. Nous avons également effectué, pour donner un peu plus de précision à ces recherches, quelques déterminations sur les liqueurs laiteuses non filtrées, telles qu'elles nous ont été remises après l'opération. Nous indiquerons ici les résultats de nos expériences à cet égard :

|  | Liquide purulent N° 1. | Liquide purulent N° 2. |
|---|---|---|
| Matières organiques....... | 105,5 | 108,3 |
| Matières minérales........ | 10,1 | 10,8 |
| Résidu solide............ | 115,6 | 119,1 |

» Si l'on compare, continue M. Moitessier, les deux analyses qui représentent la composition du sérum, on remarque dans la seconde une augmentation assez notable dans la quantité des matières organiques, augmentation qui porte presque exclusivement sur l'albumine normale ; les autres éléments conservent, au contraire, une constance presque absolue. Cette élévation de la quantité d'albumine dans un liquide extrait par une seconde ponction constitue un fait rare et presque anormal, car on constate généralement en pareil cas une diminution de cet élément.

» Les deux analyses qui indiquent la constitution des liquides purulents offrent des variations qui, à *priori*, devaient être dans le même sens. Les chiffres que nous indiquons démontrent cependant que l'augmentation des matériaux organiques est loin d'être proportionnelle à celle qu'on observe dans le sérum, et nous en tirons la conclusion forcée que la quantité du pus avait diminué dans le liquide N° 2. On ne saurait donc admettre que la surcharge d'albumine dans le sérum correspondant ait pour origine la présence d'une plus grande masse de pus.

» En rapprochant ces analyses de celles que possède déjà la science sur les épanchements pleurétiques, on ne tarde pas à constater des différences profondes qui affectent, quant à leur quantité du moins, la plupart des éléments qu'elles indiquent. »

15 *avril, dix-huitième jour*. — Le murmure respiratoire s'entend bien partout, en arrière comme en avant.

Même pansement ; la mèche ne paraît pas être restée engagée jusque dans la plèvre ; pus inodore peu abondant.

*Soir*. — On a sorti l'enfant par un temps froid, il est resté dehors depuis trois heures jusques à quatre. On nous dit qu'il a toussé. Nous le trouvons dormant paisiblement. Il a mangé du potage et bu du lait.

16. — Nuit meilleure, bon sommeil, quelques rares secousses de toux.

La mèche est bien en place, mais elle n'atteint pas le fond de la plaie sous-cutanée. Les pièces du pansement sont sèches ; quelques grosses gouttes d'un pus crémeux, légèrement sanguinolent, suivent l'extraction de la mèche. La sortie de ce pus n'est en rapport ni avec les mouvements d'expiration ni avec les cris. Quelques adhérences ont dû s'établir entre la plaie cutanée et l'ouverture intercostale. Nous ne cherchons pas à les détruire, mais notre stylet ne retrouve plus l'ouverture intercostale par laquelle nous l'avions plusieurs fois très-facilement introduit.

Même pansement, avec cette différence que la mèche introduite ne dépasse pas le tissu cellulaire sous-cutané.

*Soir*. — La journée a été excellente. L'enfant est sorti de une à trois heures de l'après-midi ; il n'a pas eu de rougeurs erratiques sur les joues ; c'est à peine s'il a été un peu en moiteur pendant son sommeil du milieu du jour. Il a joué ; il a pris un bon potage et trois cuillerées de jus de viande.

La respiration s'entend bien dans tout le côté gauche, il n'y a aucun bruit de frottement pleural, et cependant la sonorité est notablement moindre à gauche qu'à droite.

17 *avril*. — La mère, fatiguée, prend 0.20 iodure de potassium chaque jour, à partir d'aujourd'hui.

Dès ce moment l'enfant va lentement de mieux en mieux. La mèche n'est plus remise ; nous perdons l'enfant de vue pendant quelques jours.

24. — Il nous est apporté dans notre cabinet, il paraît tourmenté par la dentition. La plaie fistuleuse est complétement cicatrisée. Le petit convalescent sort tous les jours et n'est content qu'à la promenade ; dans la maison, il est inquiet, a des chaleurs erratiques, dort mal ; cependant il se nourrit bien et ses selles sont régulières.

4 *mai*. — L'enfant, considéré comme guéri, est présenté à l'Académie des Sciences et Lettres de Montpellier. Il y a encore très-peu de sonorité du côté malade, qui paraît sensible à la percussion. La respiration s'entend dans les deux tiers supérieurs en avant et en arrière; elle est rude, soufflante; pas de bruit de frottement. Le rachis est fortement déjeté à gauche, et le côté gauche est notablement rétréci.

16. — On nous apporte l'enfant, parce que sa mère trouve qu'il dépérit depuis quelques jours. Il veut à peine manger; il tousse beaucoup, par quintes précipitées, analogues à celles de la coqueluche, et quelquefois ces quintes amènent le vomissement. Sa bonne prétend qu'elle lui a vu vomir des matières verdâtres, analogues à celles qu'elle a vu extraire par la plaie thoracique; ces matières n'ayant pas été conservées, leur nature reste douteuse.

20 *juin*. — L'enfant se rétablit à vue d'œil, il tousse à peine, son embonpoint et ses couleurs reparaissent; la nutrition s'effectue avec vigueur. Le travail de la dentition se complète sans accidents. L'épaule gauche commence à se relever.

3 *novembre*. — L'enfant va très-bien; la déviation du rachis est à peine sensible. On se décide à le sevrer.

30 *mars* 1864. — L'enfant a passé un excellent hiver; il ne s'est pas enrhumé une fois. Il marche tout seul depuis plusieurs mois, et il commence à parler distinctement. Il s'est bien fortifié. La déviation de l'épine, l'abaissement de l'épaule et le rétrécissement du côté n'existent plus. La respiration est normale; il reste une très-légère obscurité du son en arrière.

L'enfant est pour la seconde fois présenté à l'Académie des Sciences et Lettres de Montpellier.

*Novembre* 1865. — Henri J.... est redevenu un fort bel enfant. Il va à la pension, et n'a plus été malade depuis sa thoracentèse.

L'observation qui précède nous paraît être d'un grand et fécond enseignement. L'âge de l'enfant, le caractère exceptionnel de l'opération qu'il a subie, la guérison rapide qui en a été la conséquence, l'absence des accidents que l'on a signalés dans la plupart des cas analogues, les circonstances enfin au milieu desquelles ce fait s'est produit, lui donnent un véritable intérêt. La thoracentèse, en effet, nous l'avons dit, est très-rarement opérée à Montpellier, dans la pratique civile, et nous ne croyons pas qu'elle y eût encore été faite chez un enfant.

Nous ne voulons nous arrêter ici ni sur le mode du début de l'épanchement pleurétique de Henri J...., ni sur les détails antécédents de son observation.

Nous nous bornerons à relever un détail qui est commun dans la médecine de l'enfance, à savoir : que les lésions locales sont loin d'être en rapport avec les signes généraux. Henri J.... présente d'abord une légère irritation gastro-intestinale promptement jugée par le calomel, puis une fièvre intermittente intense se déclare. A ce moment, il n'y a encore aucune localisation appréciable dans les organes splanchniques. Cependant, dès la fin du plus violent accès et sous l'influence de ce trouble fébrile, il se produit un raptus vers le poumon gauche. L'inflammation parenchymateuse suit son évolution sans fièvre et disparaît presque sans traitement. Ce n'est donc pas la lésion pulmonaire qui a occasionné la fièvre, puisque cette lésion a été postérieure à cette dernière; c'est, au contraire, le mouvement fébrile lui-même qui a provoqué cette fluxion inflammatoire dont, la fièvre périodique arrêtée par le quinquina, on a pu suivre les tranquilles et régulières évolutions.

L'épanchement pleural a présenté chez Henri J.... quelques signes diagnostiques relatifs à la quantité et à la nature séro-purulente de la collection liquide, qui méritent de nous arrêter un instant.

Le premier signe local observé est la difficulté du décubitus droit. — *L'enfant éprouve de la difficulté à téter le sein gauche, le décubitus sur le côté droit l'essouffle et gêne la déglutition.* Ce signe, déduit du *décubitus sur le côté affecté*, est signalé chez l'adulte, mais il est loin d'y être constant. Nous avons vu très-souvent des hydropleurétiques couchés sans fatigue sur le côté sain, et tout praticien confirmera cette affirmation. Il n'en est pas de même chez le jeune enfant : au-dessous de l'âge de 6 ans, c'est surtout l'attitude accroupie et comme pelotonnée sur le côté malade qui, avec la dyspnée, attire tout d'abord l'attention du médecin. Les observations de Heyfelder, Marotte, Brotherston, Blache, Trousseau, Morganti, concordent toutes avec la nôtre. Chez les nouveau-nés ou les jeunes sujets au maillot, qui ne peuvent pas se donner spontanément telle ou telle attitude, la difficulté plus ou moins grande de la respiration, selon la position qu'on leur imposera dans leur berceau, fournira donc un signe fort utile pour le diagnostic du siége de l'épanchement pleural. Cette dyspnée, en quelque sorte artificielle, sera d'autant plus grande que le baby sera couché sur le côté présumé sain.

Avec le décubitus, c'est la *diminution du son* qui apparaît tout d'abord. Elle a été très-prononcée chez Henri J.... Ce signe ne manque jamais, on le comprend, et toutes les observations relatives à de jeunes enfants en font également mention.

Puis viennent les *modifications des bruits respiratoires.* Ceux-ci s'obscurcissent, diminuent d'intensité, s'éloignent de l'oreille et donnent une impression qui contraste avec celle produite par l'examen du côté sain; du côté sain, en effet, le murmure vésiculaire, déjà normalement exagéré par rapport aux bruits analogues de l'adulte, devient de plus en plus éclatant à mesure que le poumon du côté malade, de plus en plus comprimé par l'épanchement, exécute plus incomplétement sa fonction.

La *fièvre* n'est pas en rapport avec ces premiers phénomènes. L'épanchement est déjà considérable, que l'enfant paraît à peine fatigué. Il pâlit; la peau reste douce et naturelle, le pouls est à peine accéléré, mais la difficulté de l'hématose se traduit déjà par de la vivacité dans les pulsations artérielles.

Si l'épanchement se résorbe, tous ces symptômes diminuent et disparaissent successivement; s'il persiste ou augmente, il survient une série de phénomènes de la plus haute importance, parce qu'ils indiquent à la fois l'*augmentation de volume* et le *changement de nature* du liquide épanché.

L'*augmentation de volume* se traduit par les signes que nous avons observés chez notre petit malade. Du côté affecté, la matité s'étend et devient absolue; il ne reste un peu de son que vers la clavicule et la fosse sus-épineuse; le murmure vésiculaire ne s'entend nulle part; la voussure du côté malade devient plus ou moins saillante, mais toujours évidente; les espaces intercostaux s'élargissent, les côtes deviennent immobiles, et cette immobilité contraste avec la grande mobilité des côtes du côté sain, dont la fonction se trouve en quelque sorte doublée. Chez les enfants très-jeunes, on peut même percevoir la fluctuation au travers des parois thoraciques, comme au travers des parois abdominales dans l'ascite. Enfin, les déplacements du cœur, du foie ou de la rate, ces deux derniers refoulés par le diaphragme, arrivent vite et peuvent être considérables.

Parvenu à ce volume, l'épanchement est déjà *changé de nature*. Tous les observateurs l'ont en effet remarqué, plus l'enfant est jeune, plus vite apparaît le pus dans la plèvre. Or, sa présence se traduit par les signes suivants: l'enfant maigrit rapidement, ses traits s'altèrent, ses yeux se cernent, le regard se ternit, la dyspnée augmente et peut devenir extrême; si la toux n'existait pas encore, elle apparaît quinteuse et fatigante, avec un timbre particulier. La respiration s'accélère, ainsi que le pouls; la peau devient chaude à la paume des mains et dans les replis du cou, des rougeurs erratiques se montrent sur les joues, et ces derniers symptômes s'exacerbent chaque jour à des heures déterminées. L'ensemble de ces signes peut être désigné sous la dénomination commune de *fièvre hectique ou de consomption*.

Il est assez difficile, d'après les observations connues, de préciser le temps au-delà duquel le pus se produit dans la cavité pleurale d'un enfant. Chez Henri J..., ce temps n'a pas dépassé treize jours, mais il peut être beaucoup plus court. Nous devons à l'obligeance de M. le docteur Moynier, de Paris, l'observation d'un enfant de trois mois, dont la plèvre contenait déjà du pus le quatrième jour.

D'où l'on doit conclure, ce nous semble, à l'urgence de la thoracentèse plus encore chez l'enfant que chez l'adulte, un retard de quelques

heures pouvant amener une complication susceptible de compromettre
directement la vie de l'enfant, d'augmenter les chances mauvaises de
la thoracentèse et, dans tous les cas, d'éterniser les suites de l'opération et la convalescence.

L'observation de Henri J... éclaire d'un jour tout nouveau certains
points de l'histoire de la thoracentèse. On ne saurait contester, en premier lieu, qu'elle peut être considérée comme très-encourageante en
faveur de l'opération. On aura sans doute remarqué que chez Henri J.,
comme d'ailleurs chez presque tous les jeunes malades plus âgés dont
on a publié l'observation, les suites immédiates de la ponction pleurale ont été très-satisfaisantes. Le soulagement fut instantané et si
complet que l'enfant, privé de sommeil depuis plus de vingt-quatre heures, s'endormit paisiblement dans la journée. L'innocuité absolue de
l'ouverture de la plèvre, chez un sujet aussi jeune, est un fait des plus
remarquables. Cette innocuité n'a pas, ce nous semble, assez fixé l'attention des détracteurs de la thoracentèse. Si l'on compulse les rares
cas de mort à la suite de l'opération, chez les enfants, qui ont été
publiés, on ne saurait ne pas être frappé de l'absence complète de lésion
pleurale, attribuable à la thoracentèse, que révèlent les autopsies. Chez
Henri J..., aucun symptôme n'a paru incriminer en quoi que ce soit la
ponction de la plèvre. Les phénomènes locaux ont été tout extérieurs,
ils se sont tous passés dans le tissu cellulaire sous-cutané et la peau.
La peau, surtout, si délicate chez l'enfant, avait souffert pour la fixa-
tion du repli cutané, à l'occasion duquel on avait dû exercer une pression d'autant plus grande, que la dénudation du derme par le vésicatoire rendait ce repli plus glissant et plus difficile à maintenir.

Il reste donc acquis que l'on peut pénétrer dans la cavité pleurale
d'un enfant à la mamelle, sans amener la plus petite réaction traumatique; c'est là, on ne saurait le méconnaître, un fait des plus intéres-
sants.

Mais l'opération était-elle bien nécessaire dans notre cas particulier?

Nous n'hésitons pas à penser que l'enfant était perdu sans la prompte
évacuation de la collection séro-purulente. Outre les dangers immédiats
de l'asphyxie, dont les premiers signes commençaient à se manifester
au moment de l'opération, comment admettre la possibilité de la résorption de 500 gram. d'un liquide de cette nature? Les efforts infruc-
tueux du traitement médical, les progrès si alarmants de l'épanchement et des phénomènes généraux de consomption, rendaient très-
évident le pronostic fatal. L'opinion de tous les classiques est d'ailleurs
formelle sur ce point. La thèse du docteur Baron, les livres de
Rilliet et Barthez, de Barrier, de Bouchut, concluent à la gravité
extrême des épanchements pleurétiques chroniques chez les jeunes
enfants, surtout si le pus s'y produit. Les observations confirmatives

sont loin d'être rares, nous nous bornons à rappeler ici celle que MM. Rilliet et Barthez ont insérée dans le tom. III, pag. 760, de leur *Traité des maladies des enfants*, celle que M. Barrier a donnée dans le tom. I, pag. 342 (1861), de son *Traité des maladies de l'enfance*, et celles dont M. le docteur Dauvergne a publié les détails dans le *Bulletin général de thérapeutique*, tom. LIX, 1860, pag. 73 et 132; nous y reviendrons plus loin. Tous ces faits se rapprochent plus ou moins de celui de Henri J..., avec cette différence que l'âge de ce dernier donnait un degré de plus à la gravité de la lésion. Or, dans tous ces faits, la mort a terminé toute une série de vicissitudes des plus pénibles, et nous ne doutons pas que la thoracentèse n'eût sauvé tous ces jeunes sujets. Nous concluons que, sans elle, le même sort était réservé à notre petit malade, et que c'est à l'opération seule qu'il a dû sa guérison.

Nous ajoutons qu'en supposant les chances les plus favorables, en admettant que, par une de ces exceptions que la clinique nous montre quelquefois, notre petit malade eût guéri sans opération, sa guérison eût été et plus lente et plus pénible. Qu'aurait-il pu se passer, en effet, en présence de l'impossibilité de la résorption d'une aussi forte quantité de liquide purulent? Ce liquide aurait dû se faire jour au dehors. Or, cette évacuation ne peut s'accomplir que de deux manières; ou bien le pus passe à travers les bronches et il est rendu par la bouche, comme une véritable vomique; ou bien le pus s'échappe à travers les parois thoraciques. La première hypothèse se réalise trop rarement pour que l'on puisse raisonnablement compter sur elle. Dans le dernier cas, de deux choses l'une : ou bien l'on est contraint de pratiquer l'empyème de nécessité, avec toutes ses chances défavorables ; ou bien on voit se produire ces vastes suppurations du tissu cellulaire thoracique et ces perforations multiples des espaces intercostaux qui, lorsqu'elles ne se terminent pas par la mort, épuisent les forces et arrêtent pour longtemps le développement des enfants. On trouve de curieux exemples de ces divers accidents dans le Mémoire de Fréteau, de Nantes (*Journal de Baumes*, ou *Annales cliniques de Montpellier*, tom. XL, p. 21, 1816); dans le Mémoire de Delpech sur l'empyème (1829), inséré dans le *Mémorial des hôpitaux du Midi* (tom. I, pag. 276, 337, 438, 492); dans l'observation du docteur Marotte (*Revue médico-chirurgicale*, tom. XII, pag. 128, 1852).

Il n'en fut pas ainsi chez Henri J..., et nous pouvons admettre que la rapidité de la guérison a été due d'abord à la thoracentèse, et puis aussi à l'époque peu éloignée du début de l'épanchement à laquelle elle fut effectuée. Si l'on consulte en effet les observations de thoracentèse chez les enfants, publiées dans les annales de la science, on verra combien la présence du pus dans la collection pleurale prolonge les suites de

l'opération et la convalescence. Nos convictions sur ce point sont tellement absolues que nous avons dû regretter de n'avoir pas opéré plus
tôt, c'est-à-dire avant que le pus ne se fût produit; les observations
de thoracentèse sur des enfants hydro-pleurétiques, publiées par
MM. Trousseau, Blache, Morganti, Bouley, démontrent la rapidité de
la guérison des jeunes opérés, dont la plèvre ne contenait aucune trace
de pus.

L'absence d'autres observations de thoracentèse sur des enfants à la
mamelle, le caractère unique de celle que l'on vient de lire, nous in-
terdit tout rapprochement avec d'autres faits semblables.

Le seul fait que nous puissions lui comparer quant à l'âge de l'enfant
et à la nature de l'épanchement, appartient à M. Blache, il a été publié
par M. Archambault dans sa thèse inaugurale (1852). Il s'agit d'un gar-
çon de 2 ans et demi, ponctionné au neuvième jour d'un épanchement
pleural gauche séro-purulent, mais qui succomba le huitième jour
après l'opération avec des tubercules dans le poumon. A l'autopsie, on
trouva 300 gram. de pus dans la plèvre gauche.

Le manuel opératoire que nous avons préféré est un peu différent de
celui que l'on trouve décrit dans la plupart des observations de thoracentèse chez les enfants. Nous n'avons point fait d'incision préalable à
la peau; après avoir formé un repli cutané supérieur destiné à détruire
le parallélisme entre la plaie intercostale et la plaie cutanée, nous nous
sommes contenté d'une seule et unique ponction faite en un seul temps,
comme pour l'ascite. Un détail qu'il est important de relever, et que
nous avons d'ailleurs trouvé mentionné dans d'autres observations,
c'est la difficulté de former et de maintenir le repli cutané après l'application du vésicatoire. Nous croyons, en conséquence, que ces pré-
tendus dérivatifs sont ici plus nuisibles qu'utiles; lorsque le traitement
médical a été impuissant, lorsqu'un premier vésicatoire n'a rien produit, lorsque enfin quelque probabilité se fait jour que la thoracentèse
deviendra nécessaire, il faut se garder de ces larges vésicatoires, dont
l'insuccès prévu n'a d'autre but le plus souvent que de couvrir la responsabilité du médecin et de décider la famille à l'opération. Ils ne
sauraient avoir, à cette période extrême de la maladie, d'autre conséquence que de retarder inutilement la thoracentèse, d'en compromettre
les suites, en donnant au pus le temps de se produire dans la plèvre,
et d'augmenter les difficultés du manuel opératoire par la douleur qu'ils
occasionnent et le glissement de la peau qui en est la conséquence,
au moment de la formation de l'indispensable repli cutané. Pour tous
ces motifs, la répétition des vésicatoires, en cas d'insuccès des premiers, nous paraît devoir être formellement proscrite chez les enfants.

Il n'est pas douteux d'ailleurs que, en dehors de la difficulté résul-
tant de la présence d'un vésicatoire, la formation du repli cutané est

la chose la plus simple et de beaucoup préférable à l'incision préalable de la peau. Ce mode de procéder nous paraît surtout avantageux chez les jeunes enfants, qui supportent mal la douleur, et que l'on peut difficilement maintenir. La précaution que nous avions prise d'appuyer la pointe du trocart sur l'extrémité de notre index gauche, employé comme point de repère, donna la plus grande sécurité et la plus grande précision à la ponction. Il ne s'écoula pas une seule goutte de sang, et, de plus, l'opération fut instantanée.

Dès avoir retiré le trocart, le liquide coula à plein jet; mais, après quelques moments, le choc d'un corps dur nous avertit que quelque organe déplacé reprenait sa situation normale. Quel était donc l'organe qui venait ainsi au-devant de notre canule? La position de cette dernière, la sensation particulière de densité du corps ainsi heurté, ne nous permettent pas de douter que ce ne soit le cœur et ses enveloppes. Il nous fut cependant impossible de percevoir au moyen de la canule les battements de cet organe; mais la quantité de liquide restant dans la plèvre éloigne l'idée que ce fût le poumon. Quoi qu'il en soit, après plusieurs de ces chocs internes, tout liquide cessa brusquement de couler. Cet accident s'est produit assez souvent dans les diverses observations de thoracentèse chez les enfants que nous avons consultées; il a presque toujours coïncidé avec des thoracentèses pratiquées du côté gauche. On ne saurait l'expliquer autrement, dans ces cas, que par l'interposition, soit d'une fausse membrane, soit de quelque repli de la plèvre médiastine.

La canule fut retirée de façon à ce que l'air ne pût s'introduire dans la plèvre. Pour cela, comptant sur le fort repli cutané supérieur qui devait, en s'opposant au parallélisme, fermer l'ouverture intercostale, nous retirâmes, dans un premier temps, l'instrument de la plaie intercostale, le laissant encore embrassé par la peau. Le repli cutané, s'effaçant aussitôt, fit descendre l'ouverture cutanée tenant la canule à environ 25 millimètres au-dessous de la plaie intercostale; alors nous dégageâmes définitivement la canule de la peau. A l'instant, un flot de liquide s'échappa par la plaie, mais aucun bruit de sifflement, aucune bulle d'air ne se manifesta à la sortie du liquide. Nous avons la conviction que le défaut de parallélisme fut suffisant pour s'opposer au passage de l'air, de l'extérieur à l'intérieur. Si le liquide lui-même sortait par la plaie, c'est qu'il était vigoureusement repoussé par le poumon, dont le déplissement avait déjà commencé, et qui continuait à reprendre sa place sous les énergiques sollicitations des cris de l'enfant. Dans tous les cas, le signe habituel de la pénétration de l'air, en dehors de ceux que nous avons déjà signalés, ne se reproduisit pas; le liquide purulent qui sortit ultérieurement n'eut jamais les caractères de fétidité qu'il a présentés chez tous ceux des opérés chez lesquels l'introduction de l'air ne put être évitée; il fut constamment inodore et du meilleur aspect.

La plaie cutanée se cicatrisa très-vite, il n'en fut pas de même, fort heureusement, de la plaie intercostale. Et il nous faut tenir compte ici d'une circonstance qui, après nous être d'abord apparue comme un inconvénient, est restée pour nous un événement des plus favorables. Nous l'avons dit au cours de l'observation, nous n'avions à notre disposition que le trocart plat des adultes, et nous redoutions sa grosseur pour d'aussi jeunes organes. La largeur, en effet, de la plaie intercostale empêcha probablement sa prompte cicatrisation; et tandis que toute communication avec l'extérieur était bientôt interceptée par la cicatrisation de la plaie cutanée, il en restait une, à travers l'ouverture intercostale, entre la plèvre et le tissu cellulaire sous-cutané. Or, l'épanchement se reproduisant comme on devait s'y attendre, au lieu de refouler les organes splanchniques, il fut au contraire repoussé lui-même jusque sous la peau, et là très-facilement atteint par la lancette. Nous avions ainsi évité la nécessité de ces ponctions intra-pleurales multiples que l'on a dû faire souvent dans des cas analogues, et qui ne sont pas sans quelque inconvénient.

Les choses furent telles, que nous regrettâmes de n'avoir pas introduit une mèche dès le premier pansement après la thoracentèse. Nous aurions ainsi pu nous abstenir de la ponction à la lancette; nous aurions prévenu toute accumulation nouvelle du liquide; nous aurions, enfin, assuré la non-pénétration de l'air, à laquelle nous exposaient, malgré toutes les précautions prises, la nouvelle ponction et le pansement ultérieur.

Aussi, lorsque cette ponction devint inévitable, nous ne voulûmes pas avoir à la renouveler, et nous plaçâmes une mèche assez volumineuse pour bien fermer l'ouverture cutanée faite par la lancette. Le défaut de parallélisme que nous avions cherché en pratiquant cette seconde ponction, eut le même résultat que le jour de l'opération principale. La plèvre, vidée chaque jour, se cicatrisa promptement. Des adhérences solides fixèrent le poumon jusque dans les parties profondes et assurèrent sa perméabilité, et jamais le liquide extrait ne parut avoir été en contact avec l'air.

Dans ces conditions, nous ne pouvions pas avoir à la pensée de pratiquer des injections intra-pleurales. Les choses allaient d'elles-mêmes, et il n'y avait pas à intervenir autrement. Nous dirons plus, le fait de Henri J... ne nous paraît pas favorable aux injections intra-pleurales.

Dans les cas, en effet, où on les a mises en usage, les suites ont été longues et laborieuses, et il ne nous paraît pas démontré que ces injections aient été, en général, avantageuses. Nous en exceptons les cas dans lesquels il y a eu pénétration de l'air; des injections détersives et modificatrices ont eu évidemment les plus heureuses conséquences. En résumé, nous avons été très-aise de pouvoir nous en passer.

Comme dans tous les cas de thoracentèse observés chez de jeunes enfants, il y eut une notable déviation du rachis à concavité du côté malade. Elle préoccupa beaucoup la famille, mais nous n'hésitâmes pas à annoncer que cette déviation se redresserait spontanément. C'est en effet, ce qui arriva au bout de peu de mois; l'âge et la vigueur de l'enfant autorisaient un pareil pronostic.

Nous ne croyons pas que l'on ait encore donné, dans aucune observation de thoracentèse chez l'enfant, l'analyse chimique du liquide extrait. Ces détails complètent notre observation, et nous avons été heureux de pouvoir les y ajouter. On remarquera avec étonnement la conclusion de cette analyse, relative à la diminution de la quantité du pus dans le liquide de la seconde ponction; il nous avait semblé à nous-même, à vue d'œil, que le pus devait, au contraire, y être plus abondant. La proportion plus considérable d'albumine et la diminution corrélative de pus coïncidaient avec les tendances déjà très-favorables de la maladie observée. Pourraient-elles jeter quelque lumière sur le pronostic dans des cas analogues? C'est là une question que nous devons nous borner à poser : sa solution exige, on le comprend, plus de faits que nous n'en avons en ce moment.

Beaucoup d'autres détails de cette observation mériteraient assurément de nous arrêter encore. Qu'il nous soit permis d'insister sur deux d'entre eux qui nous paraissent avoir quelque importance.

Chez les enfants, le poumon reste plus longtemps perméable que chez l'adulte ; toutes les observations de thoracentèse dans le jeune âge en sont la preuve. Chez Henri J..., ce déplissement fut très-facile au treizième jour; mais il a pu se réaliser beaucoup plus tard, comme le témoignent les observations de Marotte et de Morganti, dans lesquelles la thoracentèse fut pratiquée le trente-septième et le quarantième jour de l'épanchement.

L'un des plus puissants adjuvants de la guérison, dans des cas analogues, consiste dans l'application des règles bien entendues de l'hygiène. On a pu voir que Henri J... fut sorti au grand air dès le quatrième jour de l'opération ; si nous eussions été dans une saison moins variable, nous l'aurions fait sortir même plus tôt. Les *bains d'air et de soleil* constituent la moitié de la nourriture des enfants; l'autre moitié, sur laquelle nous portâmes constamment notre plus sérieuse attention, ce fut le régime alimentaire. Nous sommes de ceux qui redoutent la diète chez les jeunes sujets. Nous avons la conviction que l'action combinée et bien entendue d'une alimentation de facile digestion, mais très-réparatrice, avec les promenades au grand air, ont beaucoup contribué à l'heureuse issue de ce cas intéressant.

## CONCLUSIONS.

En résumé, nous croyons pouvoir déduire de ce qui précède les quelques conclusions suivantes :

1º Chez les enfants à la mamelle, les épanchements pleurétiques qui durent plus de quatre jours sans tendance à la résolution sont exposés à devenir purulents et doivent être ponctionnés ;

2º Si, chez un enfant à la mamelle, un épanchement pleurétique devient assez abondant pour déplacer les organes voisins, il doit être immédiatement ponctionné ;

3º La thoracentèse, chez les enfants à la mamelle, est parfaitement supportée, elle ne provoque aucune réaction traumatique ;

4º Le meilleur mode opératoire consiste à faire une ponction sous-cutanée en un seul temps ( comme la ponction de l'ascite), au lieu d'élection habituel ;

5º Chez les jeunes enfants, le poumon comprimé par un épanchement reste perméable et susceptible de reprendre ses fonctions plus longtemps que chez l'adulte. D'où il suit que l'ancienneté de la collection pleurale ne contre-indique pas la thoracentèse ;

6º Si l'on a affaire, chez un jeune enfant, à un épanchement purulent, on doit considérer la collection pleurale comme un abcès ordinaire, et introduire dans la plaie sous-cutanée une simple mèche qui, sans pénétrer jusque dans la plèvre, permet de donner chaque jour issue au liquide purulent. La mèche est préférable à une canule à demeure, et s'oppose tout aussi efficacement à la pénétration de l'air ;

7º La pénétration de l'air dans la plèvre d'un jeune enfant doit être soigneusement évitée, bien qu'elle puisse ne pas avoir de conséquence fatale ;

8º Chez les petits enfants, le pansement de la thoracentèse le plus simple et le moins compliqué est le meilleur. Il faut tenir compte de la difficulté du maintien de l'appareil, malgré les mouvements de l'enfant ;

9º Chez les jeunes enfants, on observe toujours, après la thoracentèse, une incurvation du rachis à concavité du côté malade, qui se redresse spontanément après la guérison ;

10º L'analyse chimique démontre que la proportion de pus révélée dans un épanchement pleural d'un enfant à la mamelle par une première thoracentèse, peut diminuer dans le nouvel épanchement qui se produit habituellement, tandis que la proportion d'albumine y augmente ;

11º Chez les jeunes enfants, l'écoulement du liquide peut cesser brusquement d'avoir lieu par la canule, dans la thoracentèse, sans qu'on puisse l'expliquer par l'issue de la totalité de la collection pleurale. L'extrait de la canule est le meilleur moyen de parer à cet accident. Il permet au reste de l'épanchement de se faire jour spontanément au dedehors par la plèvre sous-cutanée ;

12° Chez les jeunes enfants, la fréquence du pus, dans les épanchements pleurétiques, expose au retour de la collection liquide après la thoracentèse. Ce nouvel épanchement exige la thoracentèse autant de fois qu'il se reproduit, à moins que l'accumulation du liquide ne puisse être prévenue par un pansement approprié, tel qu'une mèche introduite dans la plaie sous-cutanée de la première ponction.

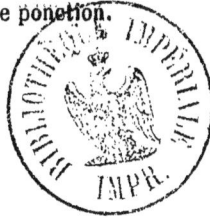

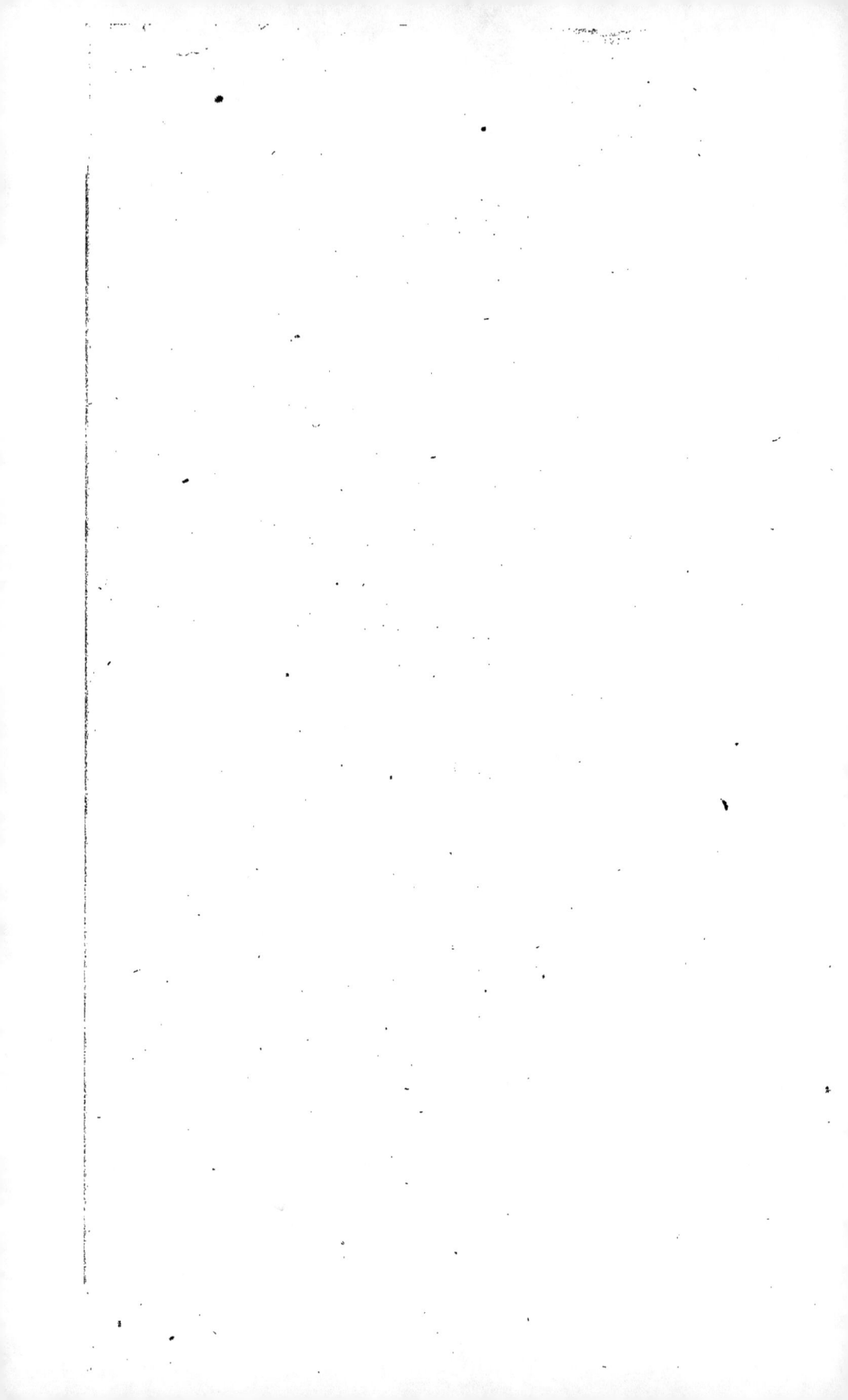

www.ingramcontent.com/pod-product-compliance
Lightning Source LLC
Chambersburg PA
CBHW060511210326
41520CB00015B/4185